Régime
LOW-CARB

Le guide complet du régime

à faible teneur en glucides

Teresa COOK

Table des matières

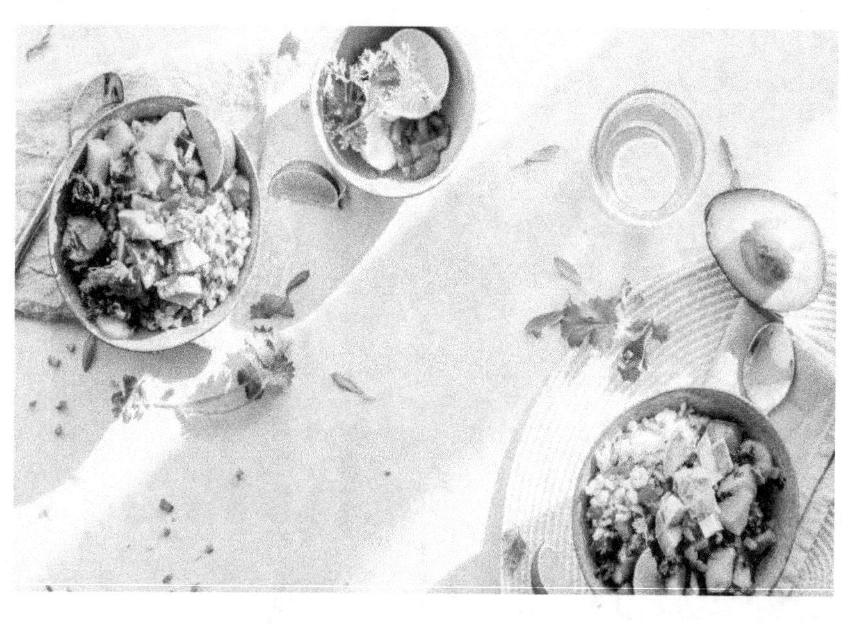

Introduction

Notre nourriture est constituée de trois principaux nutriments qui sont les glucides, les protéines et les graisses. Nous pouvons choisir de favoriser ou de restreindre l'un ou l'autre de ces macronutriments, ce qui nous permet de classer les régimes alimentaires selon qu'ils sont riches en glucides, pauvres en graisses, riches en protéines ou pauvres en glucides. Lorsque nous limitons les glucides à moins de 130 g par jour, nous parlons d'un régime pauvre en glucides.

L'objectif d'un régime à faible teneur en glucides est de réduire, dans la mesure du possible, votre consommation d'aliments de mauvaise qualité et riches en glucides et de vous concentrer plutôt sur des options alternatives et des glucides sains. Il ne s'agit pas d'éviter tous les glucides ; en effet, il n'est pas sain pour le corps humain d'être privé de glucides à long terme.

Si l'apport en glucides est fortement limité, le corps doit s'adapter pour produire de l'énergie d'une autre manière. En outre, une réduction extrême de la consommation de glucides peut avoir un impact négatif sur notre santé car le corps est privé de nombreuses substances importantes, en particulier si ce régime est suivi sur une longue période. Ce type de changement alimentaire radical ne doit être effectué que sous contrôle médical.

Si vous voulez maigrir sainement, vous devez dépenser plus d'énergie que vous n'en consommez, et le meilleur moyen d'y parvenir est de suivre un régime alimentaire sain et de faire de l'exercice. Le nombre de glucides consommés doit toujours être ajusté en fonction de la quantité d'exercice physique que vous faites. Une approche raisonnable consiste à manger moins de glucides les jours où vous êtes relativement inactif que les jours où vous faites de l'exercice physique. Il est fortement recommandé d'établir un plan de repas lorsque vous cherchez à perdre du poids.

Partie 1 : Comprendre le régime à faible teneur en glucides

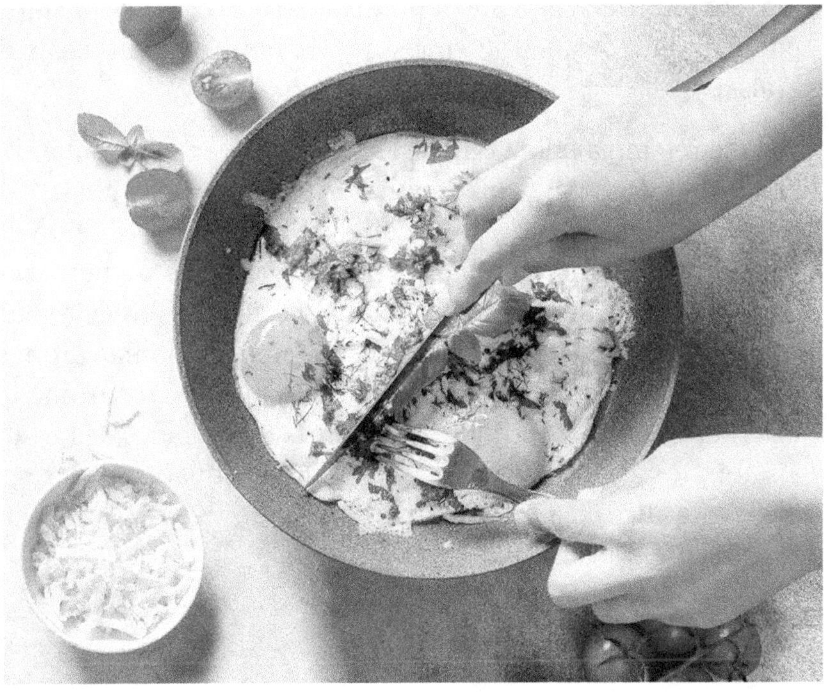

Quel est le rôle des glucides dans l'organisme ?

Les glucides sont notre principale source d'énergie. Ils sont nécessaires à la production d'énergie dans les cellules du corps et servent de carburant, de système de stockage de l'énergie et de cadre de base pour notre ADN et notre ARN, qui portent notre information génétique. Si l'organisme n'a pas besoin de toute l'énergie fournie par un repas, il convertit tout excès en réserves de graisse. Un régime alimentaire pauvre en glucides, idéalement combiné à plusieurs séances d'exercices physiques par semaine, permet au corps de décomposer tout excès de graisse.

Mais le régime à faible teneur en glucides n'est pas seulement un bon choix si vous souhaitez perdre du poids. De nombreuses personnes soucieuses de leur santé tendent vers ce mode de vie parce qu'elles privilégient une alimentation variée et équilibrée et, en particulier, parce qu'elles évitent de consommer trop de pâtes, de produits de boulangerie et d'aliments hautement transformés ou prêts à consommer. L'accent est plutôt mis sur les légumes, les salades, les fruits, les noix, les graines et les graisses de bonne qualité. Il ne s'agit pas d'interdire des aliments, mais plutôt de mettre l'accent sur le choix des bons aliments.

Les bons et les mauvais glucides

La composition des glucides est très variable. Plus la structure des glucides consommés est complexe, plus le corps a besoin de temps pour les décomposer et les traiter. L'organisme doit décomposer les glucides en sucres simples avant qu'ils puissent être absorbés par le sang. Ce processus de décomposition, pour convertir les chaînes moléculaires en leurs constituants, nécessite de l'énergie.

Les monosaccharides (ou sucres simples) sont les éléments constitutifs de base des glucides. Dans leur plus petite unité, ils sont constitués d'une seule molécule de sucre. Les disaccharides, comme leur nom l'indique, sont constitués de deux monosaccharides réunis. Les chaînes de sucre plus longues et partiellement ramifiées sont décrites comme des oligosaccharides ou des polysaccharides.

Les **bons glucides** sont des glucides complexes. Ils sont constitués de lots de molécules de sucre individuelles, qui sont chimiquement liées entre elles en chaînes et se subdivisent en oligosaccharides et polysaccharides. On les trouve, par exemple, dans les légumes, les fruits, les noix, les céréales complètes et le soja. L'organisme a besoin de plus de temps pour décomposer ces glucides, de sorte que le taux de sucre dans le sang n'augmente que légèrement, que l'organisme ne produit pas beaucoup d'insuline et que le danger de stockage des graisses dans l'organisme est faible. Les glucides complexes vous donnent une sensation de satiété plus longue car l'énergie qu'ils produisent reste plus longtemps dans le corps. C'est pourquoi la consommation de glucides complexes est recommandée pour perdre du poids.

Les **mauvais glucides** sont des glucides simples, qui sont faciles à absorber. Ils sont traités rapidement par l'organisme et pénètrent rapidement dans le sang. Ces monosaccharides et disaccharides se trouvent principalement dans les aliments transformés contenant du sucre raffiné et de la farine blanche extra-fine. Ils comprennent les confiseries, les pâtisseries et les pâtes alimentaires fabriquées à partir de farine de qualité inférieure, divers plats préparés, la restauration rapide, les chips, les boissons gazeuses et les boissons alcoolisées. Les glucides simples sont rapidement décomposés par l'organisme et ne provoquent pas de sensation de satiété prolongée. La faim en est la conséquence inévitable.

Combien de glucides par jour ?

Une consommation quotidienne de 100 à 150 grammes de glucides est idéale pour le corps humain. Le cerveau et le système nerveux ont besoin d'environ 120 grammes de glucides chaque jour ; ils ne peuvent pas obtenir d'énergie à partir des graisses et sont donc dépendants du glucose. Si la consommation est trop faible, le corps doit prendre en charge lui-même la production de glucose (gluconéogenèse) afin de garantir un apport énergétique à ces organes. Ce n'est pas sain à long terme, car si vous évitez complètement les glucides, vous n'aurez plus une alimentation équilibrée.

Manger trop de protéines, de viande et de poisson n'est pas une bonne base pour un corps en bonne santé. Nous recommandons une consommation suffisante de glucides sains tels que les légumes et les fruits, qui, avec les glucides sains, contiennent également des nutriments et des fibres essentiels.

Si vous souhaitez vous attaquer à vos cellules graisseuses avec détermination et êtes prêt à subir quelques effets pas très agréables, il vous faut alors consommer entre 20 et 50 g de glucides par jour pendant plus de 3 jours afin de provoquer une cétose. Cette quantité de glucides représente un régime extrêmement pauvre en glucides : vous ne mangez que des produits très pauvres en glucides, tels que les légumes, les fruits à coque et les graines.

Il est fortement recommandé de se limiter à trois repas principaux par jour. En effet, notre système digestif fonctionne mieux si nous évitons de le bombarder constamment d'aliments nouveaux en plus du contenu du dernier repas, alors que celui-ci est encore en cours de traitement dans le tube digestif, même si ces aliments supplémentaires ne sont que des fruits, des légumes ou un snack-bar sain. En particulier, si vous essayez de perdre du poids, il est judicieux d'éviter autant que possible les en-cas. Au début, il peut être très difficile de s'en tenir à cela. Notre conseil : si vous avez un petit creux entre les repas, un verre d'eau plate peut parfois vous aider. Souvent, ce n'est pas vraiment la faim, mais seulement la soif, les envies de nourriture ou simplement l'habitude qui nous incitent à commencer à grignoter.

Si vous avez vraiment besoin de manger entre les repas, en particulier lorsque vous passez pour la première fois à un régime pauvre en glucides, vous devriez vous en tenir à des en-cas sains. Le matin, vous pouvez hacher des fruits, ou une barre à faible teneur en glucides est une autre bonne option. Ces deux solutions vous donneront de l'énergie et satisferont vos fringales jusqu'au prochain repas, et sont meilleures qu'un en-cas contenant des glucides rapidement absorbés comme la farine blanche ou le sucre. Les légumes et les noix sont des en-cas appropriés à tout moment de la journée. Même les produits de boulangerie à faible teneur en glucides, tels que les biscuits, les muffins ou les gaufres, sont excellents à manger de temps en temps. Parmi les autres en-cas faciles à préparer, citons les cubes de fromage, les œufs durs, les olives ou les baies.

Pour chacune de nos recettes, la teneur en glucides est indiquée en grammes. Il est donc facile de planifier votre consommation totale de glucides chaque jour.

MATIN

Le petit-déjeuner est le moment où la plupart des glucides doivent être consommés. En effet, le corps a besoin d'énergie après sa nuit de repos. Nous recommandons de consommer une portion de bons glucides, par exemple un smoothie, du fromage frais ou du yaourt aux baies, une portion de fruits, de noix et de graines, du muesli à faible teneur en glucides ou du pain à faible teneur en glucides. Comme les fruits sont digérés plus rapidement, il convient de les consommer en premier pour éviter qu'ils ne viennent se superposer à des aliments qui prennent plus de temps à digérer. Au petit-déjeuner, vous devez consommer entre 40 et 70 grammes de glucides complexes.

MIDI

Il est essentiel de faire des légumes une composante majeure de votre repas de midi. De nombreuses salades différentes constituent une source idéale de bons glucides. En petites quantités, les haricots, les lentilles et les pois mais aussi le quinoa et les nouilles à faible teneur en glucides peuvent enrichir le repas de midi de glucides complexes et de nutriments importants. Les fruits doivent être consommés principalement pendant la première moitié de la journée et doivent représenter une proportion plus faible de votre consommation que les légumes. Pour votre repas de midi, consommez entre 40 et 50 grammes de glucides.

SOIR

En fin de journée, le corps se désintègre généralement et n'a besoin que d'une petite quantité d'énergie sous forme de glucides. Il convient donc de ne consommer qu'une petite quantité de glucides à ce stade. L'idéal est de consommer des salades et des légumes avec une bonne part de protéines. Les œufs, les noix, les graines et les champignons sont des sources de protéines saines. Si vous optez pour des protéines animales à l'heure du dîner, vous pouvez déguster du poisson, des crustacés, du fromage ou de la viande. Cependant, la viande ne doit pas être consommée trop tard, car le corps a besoin de plusieurs heures pour la digérer. Le poisson, en revanche, est plus facile à digérer et passera dans le système digestif en une heure. L'apport en glucides recommandé pour le soir ne dépasse pas 30 grammes.

Variantes de régimes à faible teneur en glucides

Les variantes les plus courantes sont :

1. Régime low-carb basique

Il n'existe pas de directive officielle définissant un régime pauvre en glucides. Mais en général, la consommation de 50 à 100 g de glucides par jour est considérée comme un régime de base pauvre en glucides. Cela dit, cela peut être plus - il s'agit de manger moins de glucides que ce qui est normal pour vous. L'avantage de ce régime est qu'il est personnalisable, ce qui vous permet de manger la quantité qui répond le mieux aux besoins de votre corps. Il vous donne également la possibilité de choisir les glucides que vous voulez inclure (fruits, légumes, produits laitiers, céréales complètes, noix et graines) plutôt que de suivre un plan qui vous dit ce que vous devez manger et quand. C'est le mieux pour quelqu'un qui aime cette liberté et qui ne veut pas passer son temps à compter les grammes de glucides.

2. Régime cétogène (régime keto)

C'est l'une des façons les plus strictes de suivre un régime pauvre en glucides, car elle vous limite à moins de 50 g de glucides par jour, bien que certains experts recommandent d'aller jusqu'à moins de 30 ou 20 g. Vous mangerez également une quantité importante de graisses, jusqu'à 80 % de votre alimentation.

Un régime cétogène fait passer le moteur de votre corps de la combustion de carburant à l'incinération des graisses, au lieu de dépendre des glucides pour son énergie. Un grand avantage est que vous pouvez perdre une quantité importante de poids rapidement, ce qui peut être motivant au départ pour voir ces résultats si rapidement. L'inconvénient est qu'il s'agit d'un régime très restrictif - vous mangez principalement des sources de graisse, plus un peu de protéines, et quelques légumes non amylacés - donc il est difficile de suivre, et il est généralement conçu comme un régime à court terme, et non comme un mode à vie.

3. Régime pauvre en glucides et riche en graisses

Cela ressemble au régime cétogène, mais sur ce plan, vous mangez généralement plus de glucides (votre corps ne sera donc pas dans l'état de brûlure des graisses de la cétose, comme c'est le cas pendant le régime cétogène) et moins de graisses. Les glucides peuvent représenter environ 25 % des calories, tandis que les graisses en représentent plus de 60 %.

Beaucoup de personnes font cela pour améliorer leurs performances pendant une séance d'entraînement, car on pense que cela apprend à votre corps à utiliser les graisses comme carburant, ce qui peut fournir une forme d'énergie plus durable pendant les périodes prolongées d'activités d'endurance.

4. Régime Atkins

En ce qui concerne l'engouement pour les aliments à faible teneur en glucides, c'est le régime Atkins qui a tout déclenché. Le Dr Atkins a très tôt constaté que la réduction des glucides et l'autorisation d'une quantité illimitée de protéines et de graisses avaient un impact considérable sur l'appétit et les niveaux d'insuline.

Dans ce régime, on commence par un apport très faible, de type cétogène, puis on ajoute progressivement des sources de glucides, comme les légumes et les fruits.

5. Régime Paléo à faible teneur en glucides

Le style de l'homme des cavernes consiste à manger des graisses et des protéines avec moins de glucides. Cela dit, ce n'est pas parce qu'on élimine les céréales, les légumineuses, les haricots, les sucreries et les produits laitiers que l'on est automatiquement pauvre en glucides, car on peut toujours manger des légumes et des fruits riches en amidon, qui peuvent s'accumuler. Un régime paléo peut contenir un certain nombre de glucides allant du keto au taux normal de glucides.

L'avantage d'un régime Paléo est qu'il met l'accent sur les aliments entiers et non transformés.

6. Régime méditerranéen à faible teneur en glucides

C'est le régime idéal à suivre, car il offre tous les avantages d'un régime méditerranéen et d'un régime pauvre en glucides.

La différence avec les autres régimes à faible teneur en glucides est que vous allez remplacer les graisses saturées par des graisses insaturées, ce qui est un avantage si vous souffrez de diabète de type 2, qui vous expose davantage au risque de maladie cardiaque, ou si vous avez vous-même des antécédents personnels ou familiaux de maladie cardiaque. Cela signifie qu'au lieu de beurre, de fromage et de crème, vous mangez de l'huile d'olive, des poissons gras, des noix, des graines et des avocats comme principales sources de graisse.

Le grand avantage de ce régime est qu'il est très bon pour le cœur ; l'inconvénient est que pour certaines personnes, l'attrait d'un régime pauvre en glucides est souvent la possibilité de manger des aliments très appétissants, comme le bacon et le fromage.

Le régime low-carb est-il bon pour la santé ?

Voici les bienfaits avérés des régimes à faible teneur en glucides pour la santé :

Diminution significative de l'appétit : cette caractéristique est très utile lorsque votre objectif est de perdre du poids.

Perte de poids rapide et durable : La réduction des glucides est l'un des moyens les plus simples et les plus efficaces pour perdre du poids rapidement. Une autre chose qui pèse sur les régimes low-carb est le fait que vous n'avez pratiquement pas à faire attention aux rebonds de poids soudains ou aux gains de poids fous si vous suivez le régime.

Perte de graisse abdominale efficace : les régimes à faible teneur en glucides sont très efficaces pour réduire la graisse abdominale nocive.

Réduction des taux de sucre et d'insuline dans le sang : les régimes à faible teneur en glucides et cétogènes peuvent également être particulièrement utiles aux personnes atteintes de diabète et d'insulinorésistance, qui touchent des millions de personnes dans le monde.

Pensées plus claires : en raison des avantages neuroprotecteurs que les cétones confèrent réellement au cerveau, l'un des avantages supplémentaires du low-carb serait de bénéficier d'un esprit plus net et plus clair.

Humeurs plus stables : lorsque le corps entre en cétose, les cétones générées pour l'énergie contribuent également à l'équilibre entre deux neurotransmetteurs qui régissent le cerveau : l'acide gamma-aminobutyrique, et le glutamate. Pour un cerveau en bonne santé et heureux, il est nécessaire de maintenir un équilibre correct entre ces deux substances, et les cétones aident certainement à atteindre cet objectif.

Niveau d'énergie optimal : la cétone vous permettra de faire l'expérience de niveaux d'énergie plus ou moins constants aussi longtemps que vous mangez au moment où vous avez faim.

Taux de triglycérides réduit : avec un apport réduit en glucides, le taux de triglycérides dans le sang serait automatiquement réduit. Les triglycérides se forment lorsque nous avons un excès de calories, généralement des glucides, ce qui permet au corps de commencer le processus de stockage de l'énergie non requise sous forme de graisse. Lorsque le corps est alimenté principalement par des cétones et non par du glucose, la nécessité de produire des triglycérides diminue en raison du changement des habitudes alimentaires.

Être en meilleure santé à long terme : contrairement aux régimes à la mode, un mode de vie pauvre en glucides est durable. Vous pouvez continuer à manger tous vos aliments préférés et profiter de la nourriture sans avoir à vous soucier des calories ou à interrompre votre régime. Il est ainsi plus facile de maintenir votre mode de vie au fil des ans.

Inconvénients du régime à faible teneur en glucides

- Ce régime est déconseillé aux enfants, aux adolescents, aux sportifs, aux femmes enceintes et aux personnes âgées qui ont besoin d'une alimentation équilibrée

- La baisse draconienne des glucides dans le corps peut entraîner de la fatigue voire des maux de tête. Toutefois, ces symptômes sont temporaires et l'organisme se régulera automatiquement au bout de quelques jours.

- Comme tout régime, le risque yo-yo peut survenir si le régime Low-carb n'est pas suivi par une phase de stabilisation

- Une baisse rigoureuse des glucides peut entraîner chez certaines personnes une certaine frustration

- Comme la consommation de viandes et de produits plus gras n'est pas contrôlée, la surconsommation de matières grasses est possible. Ce surdosage est susceptible de favoriser à long terme le risque de troubles cardiovasculaires.

- Ce régime peut donner mauvaise haleine en raison de la libération des cétones (des substances produites lors de la fonte des graisses)

Ces inconvénients ne signifient pas que ce régime est à exclure, mais ils sont à prendre en considération avant de commencer votre régime. En cas de doute, il est conseillé de demander l'avis de votre médecin qui saura vous dire si ce régime est adapté à votre situation.

Glucides totaux vs Glucides nets

Les glucides existent sous une forme ou une autre dans presque toutes les sources alimentaires. L'élimination totale des glucides est impossible et peu pratique. Nous avons besoin de certains glucides pour fonctionner. Il est important de le savoir si nous voulons comprendre pourquoi certains aliments qui font partie de la catégorie restreinte d'un régime à faible teneur en glucides sont de meilleurs choix que d'autres.

Les fibres comptent comme un glucide dans la décomposition nutritionnelle d'un repas. Ce qu'il est important de noter, c'est que les fibres n'affectent pas de manière significative notre taux de sucre dans le sang — une bonne chose, car c'est un macronutriment essentiel qui nous aide à digérer correctement les aliments. En soustrayant la quantité de fibres du nombre de glucides totaux dans la valeur nutritive d'un ingrédient ou d'une recette, on obtient ce que l'on appelle les glucides nets.

Pensez à votre salaire avant impôts (brut), et après (net). Une terrible analogie, peut-être, puisque personne n'aime payer des impôts, mais une analogie efficace pour essayer de comprendre les glucides totaux par rapport aux glucides nets et comment les suivre. Vous introduisez un certain nombre de glucides dans votre corps, mais ils n'ont pas tous une incidence sur votre taux de glycémie.

Aliments à inclure dans un régime à faible teneur en glucides

Voici ce que vous pouvez manger dans le cadre d'un régime à faible teneur en glucides :

Viandes

Tout type : bœuf, porc, agneau, gibier, volaille, etc. N'hésitez pas à manger la graisse de la viande ainsi que la peau du poulet. Vous pouvez choisir des viandes biologiques ou des viandes nourries à l'herbe.

Produits de la mer

Les poissons gras tels que le saumon, le maquereau, les sardines ou le hareng sont excellents et peuvent même avoir des effets bénéfiques sur la santé en raison de leur teneur élevée en acides gras oméga-3.

Œufs

Les œufs sont considérés comme un aliment pauvre en glucides et équilibré. Polyvalents, nutritifs et riches en matières grasses, les œufs peuvent convenir à toutes les préférences.

Graisses naturelles et sauces riches en matières grasses

L'utilisation de graisse et de sauce pour la cuisine peut améliorer le goût de vos aliments à faible teneur en glucides et vous donner un sentiment de satiété. Essayez une sauce béarnaise ou hollandaise. La graisse de noix de coco ou l'huile d'olive sont également de bonnes options.

Les légumes qui poussent en surface

Choux-fleurs, brocolis, choux et choux de Bruxelles, choux frisés, choux pak-choï, épinards, asperges, courgettes, aubergines, olives, champignons, concombres, oignons, poivrons, tomates, laitues, autres types de légumes à feuilles, etc. Ces produits sont les plus faibles en glucides nets et peuvent être consommés à tous les niveaux de restriction des glucides.

Fruits

Un régime pauvre en glucides n'est pas compatible avec une forte consommation de fruits. Les fruits contiennent beaucoup d'hydrates de carbone et, dans la plupart des fruits, il s'agit de sucre et non de fibres alimentaires. Cependant, vous pouvez toujours inclure certains fruits dans votre régime à faible teneur en glucides à condition de contrôler votre consommation quotidienne nette de glucides. Les fruits à faible teneur en glucides sont notamment les framboises, les avocats, les melons et les tomates.

Produits laitiers

N'hésitez pas à choisir des options riches en matières grasses comme le vrai beurre, la crème (40 % de matières grasses), la crème fraîche, le yaourt grec/turc et les fromages gras, qui peuvent vous aider à rester rassasié et satisfait. Faites attention au lait ordinaire, au lait écrémé et au lait réduit en matières grasses, car ils contiennent beaucoup de sucre de lait. Évitez les produits aromatisés, sucrés et allégés en matières grasses.

Noix

Les noix sont l'une des meilleures sources de graisses végétales. Elles sont compatibles avec un régime alimentaire pauvre en glucides. Cependant, faites attention à la quantité. Il est très facile de consommer des noix en excès, car elles sont petites et très savoureuses. Utilisez-les dans les salades ou dans des en-cas. Les noix entières, les noix de pécan et les macadamias sont les meilleurs.

Boissons

Un régime pauvre en glucides permet de boire le plus d'eau possible. Essayez d'en faire votre boisson préférée, l'eau aromatisée ou gazeuse est également très bien, mais assurez-vous de lire la liste des ingrédients pour vérifier les sucres ajoutés.

Le café noir ou avec de petites quantités de lait ou de crème est idéal pour perdre du poids. Attention à ne pas ajouter beaucoup de lait ou de crème, surtout si vous buvez régulièrement du café tout au long de la journée, même si vous n'avez pas faim.

Le thé non sucré est également un excellent choix, de même que le bouillon d'os. La variété de thé dépend entièrement de vous. Buvez autant que vous le souhaitez si vous n'ajoutez pas de sucre ou d'édulcorant artificiel.

Aliments à éviter dans le cadre d'un régime à faible teneur en glucides

Sucres

Les sucres sont des glucides, il faut donc essentiellement s'en tenir à l'écart. Le sucre est un ingrédient caché dans tellement de produits alimentaires. Lisez les étiquettes si vous achetez des aliments préemballés.

Boissons gazeuses, bonbons, jus, boissons pour sportifs, chocolat, gâteaux, brioches, pâtisseries, glaces, céréales pour le petit-déjeuner, et toutes les sucreries - évitez-les tous. Bien qu'il soit controversé sur la base de définitions scientifiques, beaucoup trouvent que le sucre a des propriétés de dépendance.

Amidons et féculents

Farine, produits à base de blé ou autres céréales raffinées, même si elles sont étiquetées sans gluten. Il s'agit du pain, des brioches, des pâtes, des crackers, du porridge, du muesli. Les céréales complètes sont également incluses dans cette catégorie, car elles sont moins nocives dans le cadre d'un régime pauvre en glucides. Les pommes de terre (y compris les patates douces), les chips, les frites, les produits à base de maïs et le maïs soufflé, le riz sont également inclus. De plus, les légumineuses, comme les lentilles et les haricots, ont une forte teneur en glucides.

Bière

Fabriquée à partir de céréales et de houblon fermentés, la bière est essentiellement du pain sous forme liquide. Nous vous recommandons de l'éviter complètement. Il existe des bières à faible teneur en glucides, mais n'oubliez pas qu'elles contiennent toujours plus de glucides que le vin sec ou la liqueur pure.

Fruits

Si les baies comme les myrtilles, les framboises et les fraises sont bonnes en petites ou moyennes quantités, faites attention aux autres fruits. Ils sont assez riches en glucides et en sucre, ce qui peut augmenter le taux de sucre dans le sang, ralentir la perte de poids et peut éventuellement aggraver les problèmes métaboliques. Considérez qu'il s'agit d'un bonbon de la nature : c'est un bonbon spécial, mais ce n'est probablement pas quelque chose à consommer quotidiennement dans le cadre d'un régime pauvre en glucides.

Comment bien définir votre régime Low-carb ?

Définir votre objectif personnel constitue le point de départ de tout régime alimentaire. Avant de commencer un régime pauvre en glucides, il est primordial de bien réfléchir à votre objectif afin de garantir un succès optimal.

- Quelle est la mise ? Avoir une belle silhouette, avoir un ventre plat, avoir des fesses fermes et galbées, et perdre rapidement des kilos ? Dans ce cas, le strict respect d'un régime Low-carb extrêmement faible en glucides est la première priorité. Cela signifie, éviter toute forme de céréales, pommes de terre et riz, en ce qui concerne les légumes, sélectionner ceux qui ont le taux de glucides le plus faible.

- Si l'objectif est de changer les habitudes nutritives à long terme ou une optimisation du métabolisme des graisses, il est judicieux d'établir un programme alimentaire pauvre en glucides qui correspond à votre mode de vie et à votre rythme nutritif journalier.

- Si l'enjeu est de renoncer à long terme au pain ? Dans ce cas, vous devez bien réfléchir aux alternatives pauvres en glucides qui correspondent à vos goûts et peuvent convenir à votre mode de vie.

Combien de kilos vous allez perdre en suivant un régime Low-carb ?

Au cours des deux premières semaines d'un régime à faible teneur en glucides, vous perdrez beaucoup de kilos, ce qui explique en grande partie la popularité du régime Low-carb.

En fonction de votre poids initial, vous risquez de perdre jusqu'à 8 kilos lorsque vous démarrez, mais une grande partie sera du poids de l'eau. Votre corps stocke le glucose sous forme de glycogène dans vos muscles et votre foie. Lorsque vous réduisez considérablement votre consommation de glucides, votre corps libère du glycogène stocké, ainsi que de l'eau. Pour chaque gramme de glycogène libéré, deux grammes d'eau sont libérés, tous deux excrétés dans l'urine.

Une fois que votre corps s'adapte, votre perte de poids ralentira, mais les pertes seront principalement de la graisse plutôt que de l'eau. Gardez cela à l'esprit pour éviter de vous sentir découragé.

Conseils pour réussir un régime Low-carb

Pour rendre votre régime aussi facile et efficace que possible. Vous trouverez ci-après des conseils utiles pour vous aider à atteindre et à maintenir votre objectif.

- Ne craignez pas la graisse saine.

- Mangez quand vous avez faim.

- La fatigue au début est un bon signe.

- Gardez le focus sur les vrais aliments sains et entiers.

- Être content de ce que vous mangez est la clé du succès.

- La perte de poids est de 20 % d'exercice et de 80 % de nutrition.

- Manger de la vraie nourriture, pas de la malbouffe.

- Ne laissez pas les envies dominer votre vie.

- Compter les glucides et non les calories.

- Hydratez, puis hydratez un peu plus.

- Ne sautez pas de repas.

- Ne soyez pas si pressé.

- Surveillez vos progrès.

Erreurs à éviter lors d'un régime pauvre en glucides

Ci-dessous certaines erreurs courantes à ne pas reproduire pour réussir un régime pauvre en glucides. Ces erreurs peuvent saboter votre santé, votre énergie, votre sommeil et votre objectif.

- Ne pas manger suffisamment.

- Consommer peu de glucides et de graisse en même temps.

- Manger trop de graisse malsaine.

- Manger trop de viande transformée.

- Manger les mêmes repas encore et encore.

- Ne pas manger suffisamment de légumes.

- Ne pas manger assez de fibres.

- Penser que faible teneur en glucides signifie zéro glucide.

- Manger trop de calories.

- Ne pas boire assez d'eau.

- Consommer trop de produits Low-carb transformé.

- Trop de confiance en étiquettes des aliments faibles en glucides.

Partie 2 : Recettes à faible teneur en glucides

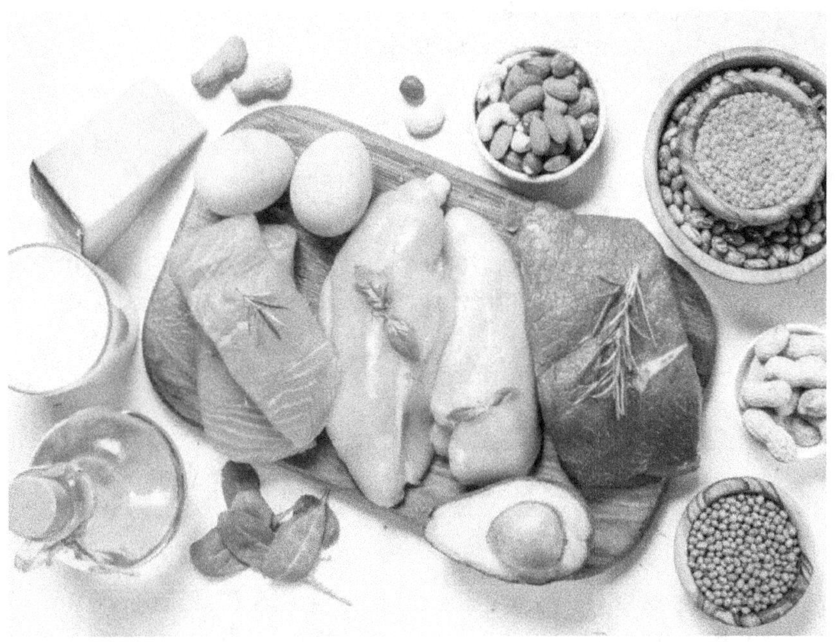

PRÉPARATIONS BASIQUES

Bouillon d'os de poulet

Rendement : *environ 1 litre*

Ingrédients

- 8 hauts de cuisses de poulet, avec peau et os
- 3 gousses d'ail, pelées et écrasées
- 4 côtes de céleri, coupées en morceaux
- Sel et poivre noir fraîchement moulu
- 3 cuillères d'huile d'olive
- Une poignée de persil frais

Préparation

1. Préchauffez votre four à 250 °C.

2. Placez les morceaux de poulet, l'ail et le céleri dans une rôtissoire. Assaisonnez avec du sel et du poivre. Faites rôtir pendant 15 minutes. Arrosez d'un peu d'huile. Faites rôtir pendant 15 minutes supplémentaires.

3. Ajoutez le persil et versez 6 tasses d'eau dans la rôtissoire. Faites rôtir pendant 30 minutes supplémentaires.

4. Réduisez la température du four à 135 °C. Faites rôtir pendant au moins 3 heures et jusqu'à 6 heures, en ajoutant plus d'eau dans la poêle si nécessaire pour que le poulet reste couvert aux deux tiers. Il faut que le dessus du poulet soit bien doré, mais qu'il reste en grande partie immergé pour que la viande soit braisée. Goûtez le bouillon au fur et à mesure de sa cuisson et ajoutez du sel, si nécessaire, selon vos goûts.

5. À l'aide d'une cuillère à rainures, déposez le poulet dans une assiette. Une fois refroidie, retirez la viande et jetez les os. Le poulet est parfait pour un simple sandwich — n'oubliez pas la mayonnaise !

6. Filtrez le bouillon, en éliminant les parties solides. Laissez le bouillon refroidir complètement, puis mettez-le dans des récipients et conservez-le au réfrigérateur pendant une semaine au maximum ou au congélateur pendant deux mois au maximum.

Informations nutritionnelles par tasse

0,3 g de matière grasse ; 9,4 g de protéines ; 0,6 g de glucides nets

Sauce tomate

Rendement : *environ 3 tasses*

Ingrédients

- 800 g de tomates, entières et pelées
- 3 gousses d'ail, écrasée
- ¼ tasse d'huile d'olive
- ½ cuillère de basilic séché
- Sel au goût

Préparation

1. Mettez les tomates dans un mixeur et réduisez-les en purée. Vous pouvez alternativement les écraser avec les mains dans la poêle si vous préférez une sauce plus épaisse.

2. Ajoutez les tomates, l'ail, l'huile d'olive, le basilic et le sel dans une poêle profonde. Faites cuire, à couvert, pendant 45 minutes à feu doux. Après environ 15 à 20 minutes de cuisson, la sauce commencera à mijoter vigoureusement — ne vous inquiétez pas, c'est ce qu'elle devrait faire.

3. Au bout de 45 minutes, la sauce est prête à être servie, ou vous pouvez la mettre dans un bocal, la laisser refroidir complètement et la conserver au réfrigérateur pendant 3 jours ou au congélateur pendant 2 mois.

Informations nutritionnelles par ½ tasse

8,3 g de matière grasse ; 1 g de protéines ; 2,1 g de glucides nets

Vinaigrette Ranch

Rendement : 1 tasse

Ingrédients

- ½ tasse de mayonnaise
- ½ tasse de crème aigre (crème sure)
- 2 cuillères de jus de citron
- 1 cuillère de vinaigre de cidre de pomme
- Une poignée de ciboulette fraîche, hachée

Préparation

Dans un bol moyen, fouettez la mayonnaise, la crème aigre, le jus de citron et le vinaigre avec 2 cuillères d'eau. Incorporez la ciboulette. Assaisonnez avec du sel et du poivre. Conservez au réfrigérateur jusqu'à une semaine. Bien agiter avant chaque utilisation.

Informations nutritionnelles par 1 cuillère

6,2 g de matière grasse ; 0,6 g de protéines ; 0,6 g de glucides nets

Vinaigrette simple

Rendement : ¾ *tasse*

Ingrédients

- ½ tasse d'huile d'olive
- ¼ tasse de vinaigre de vin rouge
- 2 cuillères de moutarde
- Herbes fraîches de votre choix hachées (ciboulette, coriandre, persil, oignons verts)
- Sel et poivre noir fraîchement moulu au goût

Préparation

Mettez tous les ingrédients dans un bocal à couvercle et fermez-le bien. Secouez jusqu'à ce que le tout soit bien mélangé. À conserver à température ambiante pendant 1 mois. Veillez à bien agiter avant chaque utilisation.

Informations nutritionnelles par 1 cuillère

9,5 g de matière grasse ; 0,1 g de protéines ; 0,1 g de glucides nets

Croustilles de parmesan

Rendement : *12 chips*

Ingrédients

- 60 g de fromage Pecorino-Locatelli finement râpé

Préparation

1. Préchauffez le four à 175 °C. Placez un tapis de silicone ou du papier sulfurisé sur une plaque.

2. Déposez le fromage sur la feuille en 12 amas (environ 2 cuillères chacun), en laissant environ 2 cm d'espace entre eux pour qu'ils puissent s'étaler.

3. Faites cuire 5 à 7 minutes, jusqu'à ce que le fromage soit doré et bouillonnant. Les chips seront tendres à la sortie du four, mais deviendront croustillantes quelques minutes après le refroidissement.

Informations nutritionnelles

2,5 g de matière grasse ; 3,5 g de protéines ; 0,3 g de glucides nets

Couscous de chou-fleur

Ingrédients

- Petite tête de chou-fleur, uniquement les fleurons (gardez les tiges pour un autre usage)
- 2 cuillères de beurre
- Sel au goût

Préparation

1. Placez les fleurons dans un robot de cuisine. Pulsez jusqu'à ce qu'ils se décomposent en fins morceaux ressemblant à du couscous.

2. Dans une poêle antiadhésive profonde, faites fondre 1 cuillère à soupe de beurre. Ajoutez le chou-fleur et faites-le cuire jusqu'à ce qu'il soit tendre, en remuant constamment, pendant 5 à 7 minutes. Ajoutez le reste du beurre en remuant. Assaisonnez avec du sel et du poivre. Remuez avec une fourchette avant de servir.

Informations nutritionnelles

11,8 g de matière grasse ; 1,3 g de protéines ; 1,2 g de glucides nets

Zoodles

Ingrédients

- 3 courgettes moyennes
- 2 cuillères de beurre
- Sel au goût

Préparation

1. Transformez les courgettes en fines nouilles en spirale. Posez un torchon de cuisine propre sur le comptoir. Étalez les nouilles sur le torchon, et saupoudrez d'un peu de sel. Cela permet d'évacuer l'excès d'eau. Essuyez les nouilles en les tapotant.

2. Dans une poêle profonde, faites fondre le beurre à feu moyen. Ajoutez les zoodles. Faites-les sauter pendant 1 minute. Il est préférable qu'elles restent un peu crues pour conserver leur texture. Elles sont prêtes à être consommées, à servir en accompagnement ou à être utilisées dans un autre plat.

Informations nutritionnelles

11,6 g de matière grasse ; 0,8 g de protéines ; 0,5 g de glucides nets

PETIT-DÉJEUNER

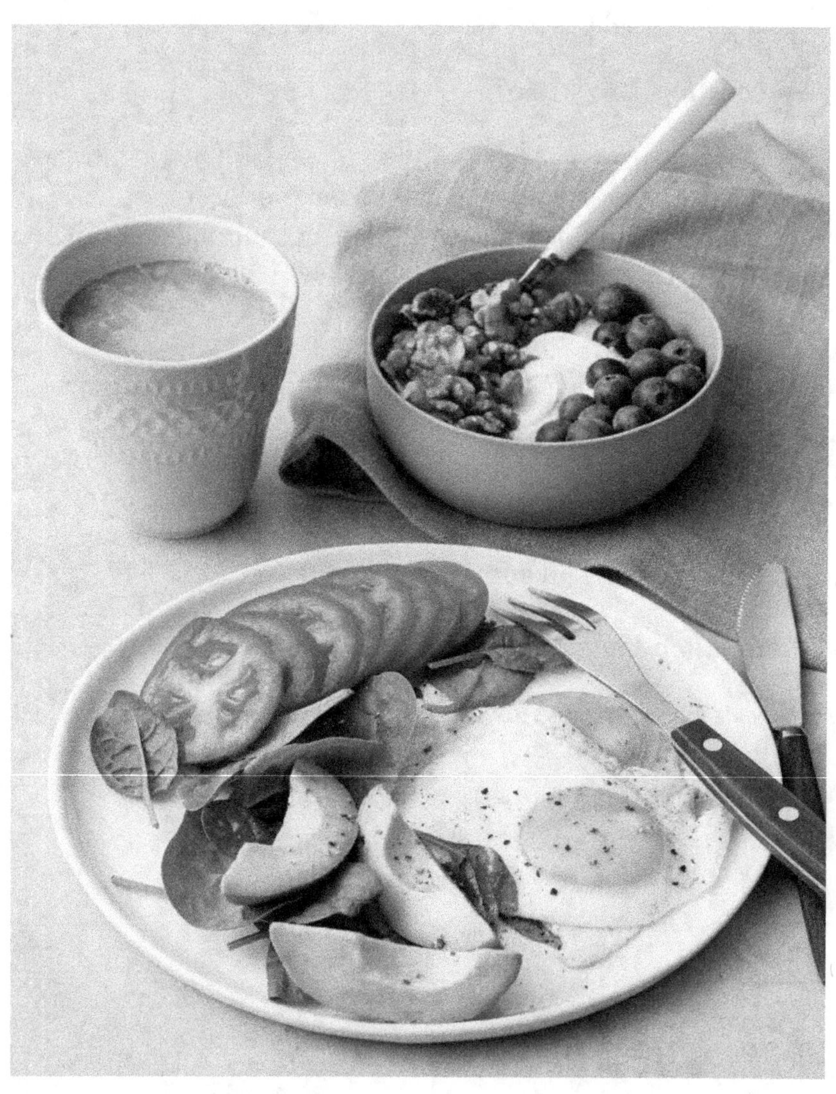

Pudding aux graines de chia

Rendement : *1 portion*

Ingrédients

- 180 ml de lait de coco
- 25 g de graines de chia
- ½ cuillère d'extrait de vanille

Préparation

1. Placez les ingrédients dans un bol en verre hermétique. Bien mélanger. Fermez le couvercle et mettez au réfrigérateur pendant la nuit pour que les graines se gélifient.

2. Servez le pudding au petit-déjeuner, garni de crème de noix de coco et de framboises fraîches !

3. Ajoutez une touche de cannelle, de beurre de noix ou de beurre de cacao pour un goût différent !

Informations nutritionnelles par portion

44 g de matière grasse ; 7 g de protéines ; 7 g de glucides nets

Omelette Muffins

Rendement : *6 portions*

Ingrédients

- 6 tranches de bacon
- 8 œufs
- ¼ tasse de crème épaisse
- Sel et poivre noir fraîchement moulu
- 85 g de fromage cheddar râpé

Préparation

1. Préchauffez le four à 190 °C. Graissez généreusement le fond et les côtés d'un moule à 6 muffins.

2. Ajoutez le bacon dans une poêle froide et placez-le sur un feu moyen vif.

Informations nutritionnelles par portion

26 g de matière grasse ; 15 g de protéines ; 1,5 g de glucides nets

Omelette aux épinards

Rendement : 2 portions

Ingrédients

- 4 œufs
- 225 g d'épinards, hachés
- 25 g + 50 g de beurre
- 180 g de bacon lardons
- 30 g de noix de pécan
- 60 ml de canneberges surgelées
- Sel et poivre

Préparation

1- Faites chauffer 50 g de beurre à feu modéré dans une poêle de taille moyenne. Ajoutez les épinards hachés et faites-les frire jusqu'à ce qu'ils se fanent. Retirez les épinards de la poêle.

2- Ajoutez les lardons dans la même poêle de cuisson. Faites frire les morceaux de lard jusqu'à ce qu'ils deviennent croustillants. Utilisez une spatule pour remuer de temps en temps. Réduisez le feu. Ajoutez les épinards fanés, les canneberges surgelées et les noix de pécan dans la poêle. Remuez pour que les ingrédients se mélangent et laissez-les chauffer pendant 1 à 2 minutes. Retirez-les de la poêle.

3- Augmentez le feu pour modérer et mettez les 25 g de beurre restants dans la même poêle. Cassez les œufs dans la poêle. Laissez cuire à votre convenance. Assaisonnez avec du sel et du poivre.

4- Mettez les œufs dans des assiettes. Garnissez avec une partie du mélange d'épinards, de bacon, de canneberges et de noix de pécan. Dégustez immédiatement !

Informations nutritionnelles par portion
99 g de matière grasse ; 26 g de protéines ; 8 g de glucides nets

Œufs aux avocats

Rendement : 2 portions

Ingrédients

- 2 œufs
- 60 g de fromage cheddar, râpé
- 2 cuillères de crème épaisse
- 1 cuillère de ciboulette hachée
- Sel et poivre noir fraîchement moulu
- 1 avocat, coupé en deux et dénoyauté

Préparation

1. Préchauffez le four à 220 °C.

2. Dans un bol moyen, mélangez les œufs, le cheddar, la crème, la moitié de la ciboulette, le sel et le poivre. Fouettez avec une fourchette jusqu'à ce que le tout soit bien mélangé.

3. Placez les avocats dans un petit plat de cuisson à bords, côté coupé vers le haut. Versez la garniture aux œufs au centre de chaque avocat.

4. Faites cuire 12 minutes, jusqu'à ce que la garniture soit légèrement dorée sur le dessus.

5. Servez chaud, garni du reste de ciboulette.

Informations nutritionnelles par portion

22 g de matière grasse ; 13 g de protéines ; 1,3 g de glucides nets

Œufs brouillés au fromage

Rendement : *1 portion*

Ingrédients

- 2 gros œufs
- 2 cuillères de beurre
- 30 g de fromage Cheddar

Préparation

1. Faites chauffer une poêle, en ajoutant le beurre.

2. Une fois le beurre fondu, ajoutez 2 œufs brouillés.

3. Laissez les œufs cuire lentement, en ne les touchant qu'une ou deux fois pendant toute la durée de la cuisson.

4. Ajoutez le fromage et mélangez le tout.

Informations nutritionnelles par portion

43 g de matière grasse ; 19 g de protéines ; 1,2 g de glucides nets

Omelette aux champignons

Rendement : *2 portions*

Ingrédients

- 2 cuillères d'huile d'olive
- 85 g de champignons de Paris blancs, tranchés
- 2 tasses d'épinards
- Sel au goût
- Une poignée de persil frais, haché
- 6 gros œufs, légèrement battus
- 115 g de fromage cheddar râpé

Préparation

1. Ajoutez dans une poêle, faites chauffer 1 cuillère d'huile à feu moyen vif jusqu'à ce qu'elle devienne brillante.

2. Ajoutez les champignons. Faites cuire, en secouant la poêle plusieurs fois, jusqu'à ce que les champignons soient dorés, 3 à 4 minutes.

3. Ajoutez les épinards et assaisonnez avec du sel. Faites cuire jusqu'à ce qu'ils soient juste fanés, 1 à 2 minutes. Transférez les légumes dans un bol. Ajoutez le persil et mettez de côté.

4. Faites chauffer le reste d'huile dans la même poêle. Assaisonnez les œufs avec du sel et versez dans la poêle. Faites cuire, sans toucher aux œufs, jusqu'à ce que les bords soient pris.

5. À l'aide d'une spatule en caoutchouc, soulevez sous les bords de l'œuf tout en inclinant la poêle afin que tout œuf non cuit puisse glisser en dessous et cuire. Couvrez la moitié des œufs avec le mélange de légumes. Saupoudrez le fromage par-dessus. Repliez l'œuf nature sur la moitié avec les légumes, pour créer une demi-lune. Faites cuire

encore une minute.

6. Servez immédiatement.

Informations nutritionnelles par portion

38 g de matière grasse ; 34 g de protéines ; 4 g de glucides nets

Milk-shake aux baies

Rendement : 1 portion

Ingrédients

- ¼ tasse de baies congelées
- ½ tasse de crème épaisse
- ½ tasse de lait de coco ou d'amande
- 1 cuillère de beurre d'amande
- ½ cuillère de jus de citron fraîchement pressé

Préparation

1. Ajoutez tous les ingrédients dans le bol d'un mixeur.

2. Mixez jusqu'à l'obtention d'un mélange lisse.

3. Servez immédiatement.

Informations nutritionnelles par portion

80 g de matière grasse ; 10 g de protéines ; 13 g de glucides nets

DÉJEUNER

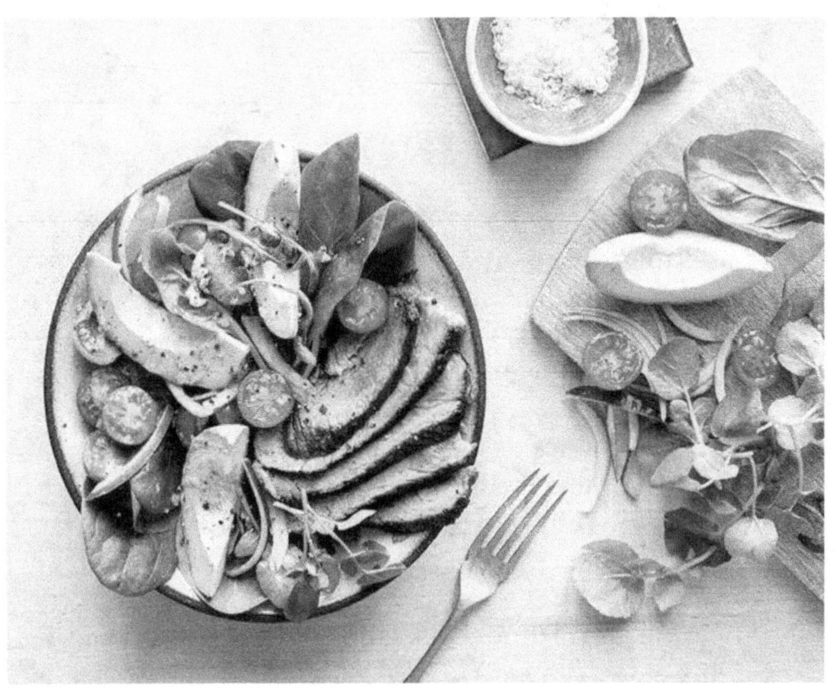

Dinde à la sauce au fromage

Rendement : *4 portions*

Ingrédients

- 700 g de blanc de dinde
- 2 cuillères de beurre
- 2 tasses de crème fraîche
- 200 g de fromage à la crème
- 1 cuillère de sauce de soja
- 45 g de petites câpres
- Sel et poivre

Préparation

1- Préchauffez le four à 175 °C.
2- Faites fondre la moitié du beurre à feu moyen dans une grande poêle allant au four. Assaisonnez généreusement la dinde et faites-la frire jusqu'à ce qu'elle soit bien dorée sur tout son pourtour.

3- Mettez les blancs de dinde au four pour terminer la cuisson. Lorsque la dinde est bien cuite et que sa température interne est d'au moins 74 °C, placez-la sur une assiette et recouvrez-la de papier aluminium.

4- Versez le jus de dinde dans une petite casserole, ajoutez la crème et le fromage à la crème. Remuer et porter à une légère ébullition. Baisser le feu et laisser mijoter jusqu'à épaississement. Ajoutez la sauce de soja, salez et poivrez.
5- Faites chauffer le reste du beurre dans une poêle moyenne à feu vif. Faites sauter rapidement les câpres jusqu'à ce qu'elles soient croustillantes.
6- Servez la dinde avec la sauce et les câpres frites.

Informations nutritionnelles par portion

67 g de matière grasse ; 47 g de protéines ; 7 g de glucides nets

Roulés de dinde au bacon

Rendement : *2 portions*

Ingrédients

- 2 feuilles de chou frisé
- 1 cuillère à soupe de mayonnaise
- 4 tranches de bacon cuit
- 1 avocat, dénoyauté et coupé en tranches
- 4 tranches de dinde

Préparation

Posez chaque feuille de chou frisé sur une planche à découper. Badigeonnez avec la mayonnaise. Sur la moitié de chaque feuille, posez deux morceaux de bacon, la moitié des tranches d'avocat et deux tranches de dinde.

Roulez en commençant par le bout qui est rempli. Dégustez.

Informations nutritionnelles par portion

44 g de matière grasse ; 17 g de protéines ; 7,3 g de glucides nets

Poulet aux légumes rôtis

Rendement : *4 portions*

Ingrédients

- 4 blancs de poulet
- 30 g de beurre, pour la friture
- 450 g de choux de Bruxelles
- 225 g de tomates cerises
- 225 g de champignons
- 1 cuillère de sel
- ½ cuillère de poivre noir moulu
- 1 cuillère de romarin séché
- ½ tasse d'huile d'olive
- 100 g de beurre, pour servir

Préparation

1- Préchauffez le four à 200 °C. Placez les légumes entiers dans un plat de cuisson.

2- Ajoutez du sel, du poivre et du romarin. Versez l'huile d'olive sur le dessus et remuez pour enrober uniformément les légumes.

3- Faites cuire au four pendant 20 minutes ou jusqu'à ce que les légumes soient légèrement caramélisés.

4- Pendant ce temps, faites frire le poulet dans de l'huile d'olive ou du beurre et assaisonnez avec du sel et du poivre. Faites cuire jusqu'à ce qu'un thermomètre à viande inséré dans le plus gros morceau indique 74 °C.

Informations nutritionnelles par portion

83 g de matière grasse ; 67 g de protéines ; 9 g de glucides nets

Salade César au poulet

Rendement : *2 portions*

Ingrédients

- ¼ tasse de mayonnaise
- 1 gousse d'ail
- 1 cuillère de jus de citron fraîchement pressé
- ¼ cuillère de sauce de soja
- ½ cuillère de pâte d'anchois
- 1 cuillère de parmesan
- ¼ cuillère moutarde de Dijon
- 1 bouquet de la laitue, haché
- 2 tasses de restes de poulet rôti
- 6 croustilles de parmesan

Préparation

Pour préparer la vinaigrette, passez au mixeur la mayonnaise, l'ail, le jus de citron, la sauce de soja, la pâte d'anchois, le parmesan et la moutarde. Mélangez jusqu'à ce que la vinaigrette soit lisse et crémeuse.

Dans un bol profond, mélangez la laitue et le poulet. Ajoutez la moitié de la vinaigrette et mélangez jusqu'à ce qu'elle soit bien enrobée. Garnissez avec des croustilles de parmesan. Servez immédiatement.

Informations nutritionnelles par portion

29 g de matière grasse ; 12,4 g de protéines ; 1,8 g de glucides nets

Ailes de poulet à la vinaigrette ranch

Rendement : *2 portions*

Ingrédients

- 8 ailes de poulet
- 2 cuillères de beurre fondu
- ¼ tasse de sauce piquante
- ¼ tasse de vinaigrette ranch
- ½ cuillère de poudre d'ail
- ½ cuillère de poivre noir
- ¼ cuillère de sel

Préparation

1. Préchauffez le four à 190 °C. Badigeonnez généreusement une plaque de cuisson avec de l'huile d'olive.

2. Mélangez la levure chimique, la poudre d'ail, le poivre, le sel et 1 cuillère à soupe d'eau dans un bol profond. Ajoutez le poulet et remuez jusqu'à ce qu'il soit bien enrobé. Disposez le poulet en une seule couche sur la plaque préparée. Faites cuire au four pendant 20 à 25 minutes, en retournant à mi-cuisson, jusqu'à ce qu'il soit doré des deux côtés.

3. Pendant ce temps, fouettez ensemble le beurre et la sauce piquante dans un petit bol. Versez sur le poulet, en remuant pour vous assurer qu'il est bien enrobé. Augmentez la température du four à 200 °C. Faites cuire 10 à 15 minutes de plus, en tournant à mi-cuisson, jusqu'à ce que le poulet soit croustillant.
4. Servez les ailes de poulet chaudes avec la vinaigrette Ranch.

Informations nutritionnelles par portion

26,3 g de matière grasse ; 16,3 g de protéines ; 2,3 g de glucides nets

Galettes au bacon

Rendement : *1 portion*

Ingrédients

- 1 Œuf
- 2 cuillères de beurre
- 3 cuillères de farine d'amandes
- ½ cuillère de poudre à lever
- 2 tranches de bacon
- 1 cuillère de cheddar râpé
- 1 cuillère de ciboulette hachée
- 1 pincée de sel

Préparation

1. Mélangez tous les ingrédients à température ambiante dans une tasse.

2. Faites cuire au micro-ondes à puissance maximale pendant 70 secondes.

3. Retournez la tasse et frappez-la légèrement contre une assiette.

4. Laissez-la refroidir pendant 3 minutes.

Informations nutritionnelles par portion

55 g de matière grasse ; 24 g de protéines ; 5 g de glucides nets

Salade de crevettes à l'avocat

Rendement : 2 portions

Ingrédients

- 8 grosses crevettes, décortiquées et déveinées
- 1 laitue Boston, hachée
- 1 laitue romaine, hachée
- 10 tomates raisins, coupées en deux
- 4 œufs durs, coupés en deux
- 4 tranches de bacon cuit, émiettées
- 1 avocat, dénoyauté et haché
- ¼ tasse de vinaigrette simple

Préparation

1. Pour faire cuire les crevettes, remplissez une casserole de 2 litres d'eau et portez à ébullition à feu vif. Ensuite, ajoutez les crevettes. Couvrez et retirez la casserole du feu. Laissez reposer pendant 10 minutes. Égouttez les crevettes et mettez-les dans un bol d'eau glacée pour arrêter la cuisson ; mettez-les de côté.

2. Disposez les laitues, les tomates, les œufs, le bacon, l'avocat et les crevettes entre deux bols peu profonds. Versez la vinaigrette sur le dessus. Servez immédiatement.

Informations nutritionnelles par portion

69,6 g de matière grasse ; 40 g de protéines ; 8,4 g de glucides nets

Saumon aux épinards

Rendement : *2 portions*

Ingrédients

- 325 g de saumon fumé
- 225 ml de mayonnaise
- 60 g d'épinards
- 1 cuillère d'huile d'olive
- ½ lime
- Sel et poivre

Préparation

Répartissez le saumon et les jeunes épinards dans des assiettes. Placez un quartier de citron à côté. Mettez de la mayonnaise dans les assiettes. Assaisonnez les épinards et arrosez-les d'huile d'olive !

Informations nutritionnelles par portion

89 g de matière grasse ; 32 g de protéines ; 1 g de glucides nets

DÎNER

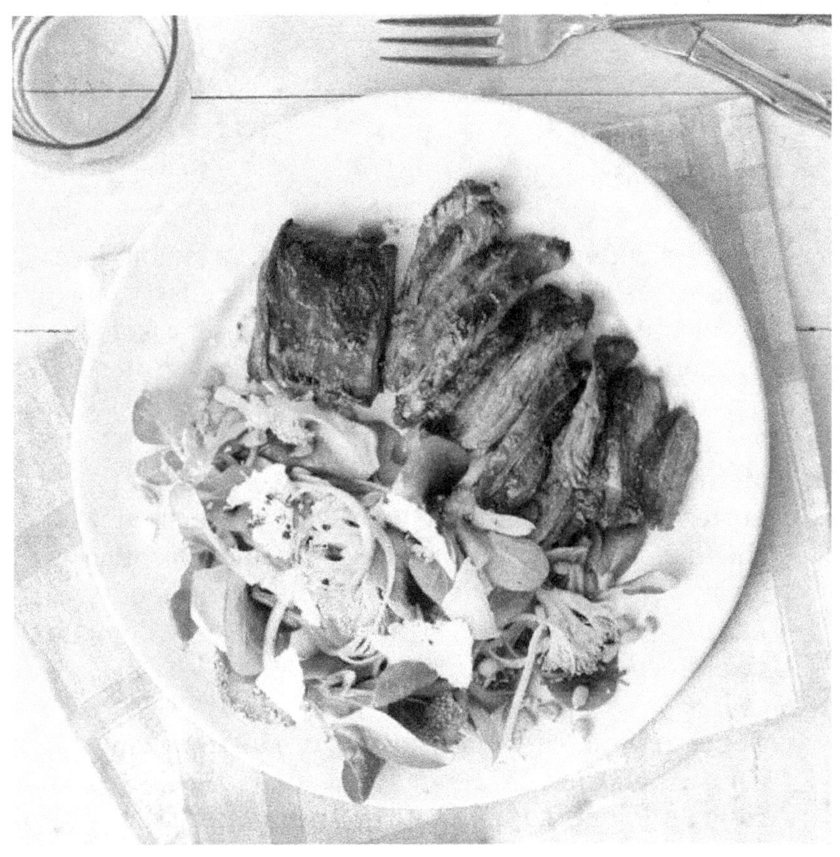

Haricots verts au lard

Rendement : *4 portions*

Ingrédients

- 3 50 g de beurre
- 225 ml de crème double
- 600 g de haricots verts
- 75 g de cheddar râpé
- 300 g de lard fumé
- Sel et poivre

Préparation

1- Préchauffez le four à 200 °C.

2- Faites chauffer le beurre dans une poêle à feu modéré. Ajoutez les haricots verts dans la poêle et laissez cuire jusqu'à ce qu'ils soient tendres. Mettez les haricots verts sur une plaque de cuisson et assaisonnez avec du sel et du poivre. Mettez-les de côté.

3- Mettez la crème double dans une casserole à feu modéré. Portez à légère ébullition. Réduisez le feu et ajoutez le cheddar râpé pour l'incorporer. Continuez à remuer jusqu'à ce que le cheddar soit complètement fondu. Assaisonnez avec du sel si nécessaire. Ajoutez du poivre au goût en remuant.

4- Déposez le mélange sur la plaque de cuisson en une couche uniforme. Laissez cuire pendant 20 minutes. La couleur doit être dorée. Retirez du four et laissez refroidir pendant 5 minutes.

5- Pendant la cuisson des haricots, placez le lard dans une poêle à feu modéré. Faites-le frire jusqu'à ce qu'il soit croustillant.

6- Mettez les haricots verts dans des assiettes. Garnissez de lard croustillant et de ciboulette fraîche finement hachée.

Informations nutritionnelles par portion

91 g de matière grasse ; 45 g de protéines ; 7 g de glucides nets

Mélange de légumes

Rendement : 3 portions

Ingrédients

- 240 g de champignons
- 115 g de brocoli
- 100 g de pois gourmands
- 90 g de poivron
- 90 g d'épinards
- 2 cuillères de graines de citrouille
- 6 cuillères d'huile d'olive
- 2 cuillères d'ail haché
- 1 cuillère de sel
- 1 cuillère de poivre

Préparation

1. Préparez tous les légumes en les coupant en petits morceaux.

2. Faites chauffer l'huile dans une poêle à feu vif. Une fois chaud, ajoutez l'ail et laissez sauter pendant 1 minute.

3. Ajoutez les champignons et laissez-les absorber un peu d'huile. Ensuite, ajoutez les brocolis et mélangez bien le tout.

4. Laissez cuire les brocolis pendant quelques minutes, puis ajoutez les pois gourmands. Mélangez bien le tout.

5. Ajoutez le poivron, les épices et les graines de citrouille, puis mélangez bien le tout.

6. Une fois que tout est cuit, poser les épinards sur les légumes et laisser la vapeur les faire flétrir.

7. Une fois les épinards flétris, mélangez le tout et servez.

Informations nutritionnelles par portion

30,7 g de matière grasse ; 6,7 g de protéines ; 7,7 g de glucides nets

Filet de porc au bacon

Rendement : *1 portion*

Ingrédients

- 225 g de filet de porc
- 5 tranches de bacon
- 1 cuillère de moutarde de Dijon
- ¾ de cuillère de sauce de soja
- ¼ de cuillère d'ail haché
- ¼ de cuillère de romarin séché
- Une pincée de poivre noir

Préparation

1. Mélangez tous les ingrédients humides et secs pour faire la marinade.

2. Essuyez le filet de porc et placez-le dans un sac Ziploc.

3. Versez la marinade dans le sac et faites-la passer sur le filet de porc. Mettez le tout au réfrigérateur pendant 3 à 5 heures.

4. Préchauffez le four à 180 °C.

5. Mettez le filet de porc sur une plaque à pâtisserie et enveloppez-le dans du bacon. Environ 5 tranches par filet.

6. Faites cuire au four pendant 1 heure, puis faites griller le bacon pendant 5 à 10 minutes.

7. Couvrez le filet de papier d'aluminium pendant 10 à 15 minutes pour le laisser reposer. Tranchez et servez.

Informations nutritionnelles par portion

20 g de matière grasse ; 54 g de protéines ; 0,3 g de glucides nets

Pois gourmand au bacon

Rendement : 3 portions

Ingrédients

- 200 g de pois gourmands
- Jus de ½ citron
- 3 cuillères de graisse de bacon
- 2 cuillères d'ail
- ½ cuillère de flocons de piment rouge

Préparation

1. Mettez 3 cuillères à soupe de graisse de bacon dans une poêle et amenez-la à la température de fumage.

2. Ajoutez votre ail et réduisez le feu sur la poêle, en laissant l'ail cuire pendant 2 minutes.

3. Ajoutez les pois gourmands et le jus de citron, puis laissez cuire pendant 2 minutes.

4. Retirez et servez. Garnissez avec des flocons de piment rouge et du zeste de citron.

Informations nutritionnelles par portion

13,3 g de matière grasse ; 1,3 g de protéines ; 4,3 g de glucides nets

Ragoût de bœuf

Rendement : 4 portions

Ingrédients

- 900 g de viande pour ragoût
- 1 oignon moyen
- 1 poivre vert moyen
- 1 tasse de bouillon de bœuf
- 1/3 de tasse de pâte de tomate
- 2 cuillères de sauce soja
- 2 cuillères d'huile d'olive
- 2 cuillères de poudre de chili
- 1½ cuillère de cumin
- 2 cuillères d'ail haché
- 2 cuillères de paprika
- 1 cuillère d'origan

Préparation

1. Coupez la moitié de la viande à ragoût en petits cubes et mettez l'autre moitié dans un robot ménager pour en faire du hachis de bœuf.

2. Hachez le poivron et l'oignon en petits morceaux.

3. Combinez toutes les épices pour faire la sauce.

4. Faites sauter les cubes de bœuf dans une poêle jusqu'à ce qu'ils soient dorés, puis transférez-les dans une mijoteuse. Faites de même avec le hachis de bœuf.

5. Faites sauter les légumes dans le reste de la graisse de la poêle jusqu'à ce que les oignons soient translucides.

6. Mettez le tout dans la mijoteuse et mélangez.

7. Laissez mijoter pendant 2 heures et demie à feu vif, puis laissez mijoter pendant 20 à 30 minutes sans le couvercle.

Informations nutritionnelles par portion

17,8 g de matière grasse ; 51,8 g de protéines ; 5,3 g de glucides nets

Haricots verts aux noix de pécan

Rendement : *3 portions*

Ingrédients

- 225 g de haricots verts
- 2 cuillères d'huile d'olive
- ¼ de tasse de noix de pécan hachées
- 2 cuillères de parmesan
- Zeste de ½ citron
- 1 cuillère d'ail haché

Préparation

1. Préchauffez le four à 230 °C.

2. Broyez les noix de pécan dans le robot de cuisine jusqu'à ce qu'elles soient bien hachées. Certains morceaux doivent être gros, d'autres petits.

3. Dans un grand bol, mélangez les haricots verts, les noix de pécan, l'huile d'olive, le parmesan, le zeste d'un demi-citron, l'ail haché et les flocons de piment rouge.

4. Étalez les haricots verts sur une plaque à pâtisserie recouverte d'une feuille de papier cuisson.

5. Faites rôtir les haricots verts au four pendant 20 à 25 minutes.

6. Laissez-les refroidir pendant environ 5 minutes, puis servez !

Informations nutritionnelles par portion

16,8 g de matière grasse ; 3,7 g de protéines ; 3,3 g de glucides nets

Boulettes de viande au chorizo

Rendement : 24 boulettes

Ingrédients

- 700 g de bœuf haché
- 100 g de saucisses chorizo
- 1 tasse de fromage cheddar
- 1 tasse de sauce tomate
- 1/3 de tasse de couennes de porc broyées
- 2 gros œufs
- 1 cuillère de cumin
- 1 cuillère de sel

Préparation

1. Préchauffez le four à 180 °C.
2. Découpez les saucisses en petits morceaux pour qu'elles se mélangent bien avec le bœuf haché.

3. Ajoutez aux saucisses le bœuf haché, la couenne de porc hachée, les épices, le fromage et les œufs.

4. Mélangez bien le tout jusqu'à ce que vous puissiez former des boulettes de viande.

5. Roulez vos boulettes de viande et placez-les dans une plaque de cuisson recouverte d'une feuille de papier cuisson.

6. Faites cuire au four pendant 35 minutes ou jusqu'à ce que les boulettes soient bien cuites.
7. Versez de la sauce tomate sur les boulettes de viande et servez.

Informations nutritionnelles par boulette

7,8 g de matière grasse ; 9,9 g de protéines ; 0,8 g de glucides nets

Bombe de bacon

Rendement : *3 portions*

Ingrédients

- 30 tranches de bacon
- 2½ tasses de fromage cheddar
- 4 tasses d'épinards crus
- 2 cuillères de votre assaisonnement préféré

Préparation

1. Préchauffez le four à 200 °C.

2. Tissez le bacon. 15 morceaux à la verticale, 12 morceaux à l'horizontale et les 3 autres coupés en deux pour remplir le reste, à l'horizontale.

3. Assaisonnez le bacon avec votre mélange d'assaisonnement préféré.

4. Ajoutez le fromage au bacon, en laissant un espace d'environ 3 cm entre les bords.

5. Ajoutez les épinards et appuyez dessus pour les comprimer. Cela vous aidera lorsque vous les enroulerez.

6. Roulez votre tissage lentement, en vous assurant qu'il reste bien serré et qu'il ne dépasse pas trop. Il se peut qu'un peu de fromage tombe, mais ne vous inquiétez pas pour cela. Ajoutez votre assaisonnement à l'extérieur si vous le souhaitez.

7. Placez une feuille de papier cuisson et ajoutez beaucoup de sel. Cela permettra de récupérer l'excès de graisse du lard et d'éviter que votre four ne fume.

8. Mettez le bacon sur une grille de refroidissement et posez-la sur votre plaque de cuisson.

9. Faites cuire pendant environ 60 à 70 minutes, sans ouvrir la porte du four. Votre bacon doit être très croustillant sur le dessus une fois cuit.

10. Laissez refroidir pendant 10 à 15 minutes avant de le retirer de la grille de refroidissement. Coupez-le en morceaux et servez !

Informations nutritionnelles par portion

63,7 g de matière grasse ; 54,7 g de protéines ; 4,9 g de glucides nets

Bœuf à la bolognaise

Rendement : *4 portions*

Ingrédients

- 4 tranches de bacon, hachées
- 700 g de bœuf haché
- Sel et poivre noir fraîchement moulu
- ¾ tasse de crème épaisse
- 800 g de purée de tomates
- Zoodles, pour servir
- Fromage parmesan râpé, pour servir

Préparation

1. Ajoutez le bacon dans une poêle profonde froide et placez-le sur un feu moyen vif. Faites cuire jusqu'à ce qu'il soit croustillant de partout, en le retournant une fois. Déposez-le dans un bol à l'aide d'une cuillère à rainures.

2. Émiettez le bœuf dans la poêle. Assaisonnez avec du sel et du poivre. Faites cuire, en remuant de temps en temps, jusqu'à ce qu'il soit bien doré, de 5 à 7 minutes.

3. Diminuez le feu à moyen doux. Incorporez la crème en remuant. Faites cuire, en remuant de temps en temps, jusqu'à ce que la crème soit presque évaporée, mais que la viande ne soit pas sèche, environ 10 minutes.

4. Incorporez la purée de tomates en prenant soin de racler les morceaux brunis au fond de la poêle. Assaisonnez avec du sel. Porter à ébullition. Réduisez le feu à faible intensité. Laissez cuire pendant 2 à 3 heures, en remuant de temps en temps. Si nécessaire, ajoutez quelques cuillères à soupe d'eau pour éviter que la sauce ne colle à la poêle.

5. Environ 30 minutes avant que la sauce ne soit prête, commencez à préparer les zoodles.

6. Servez la Bolognaise sur les zoodles, avec du fromage de brebis, si vous le souhaitez.

Informations nutritionnelles par portion

36,2 g de matière grasse ; 42,6 g de protéines ; 3,7 g de glucides nets

DESSERT

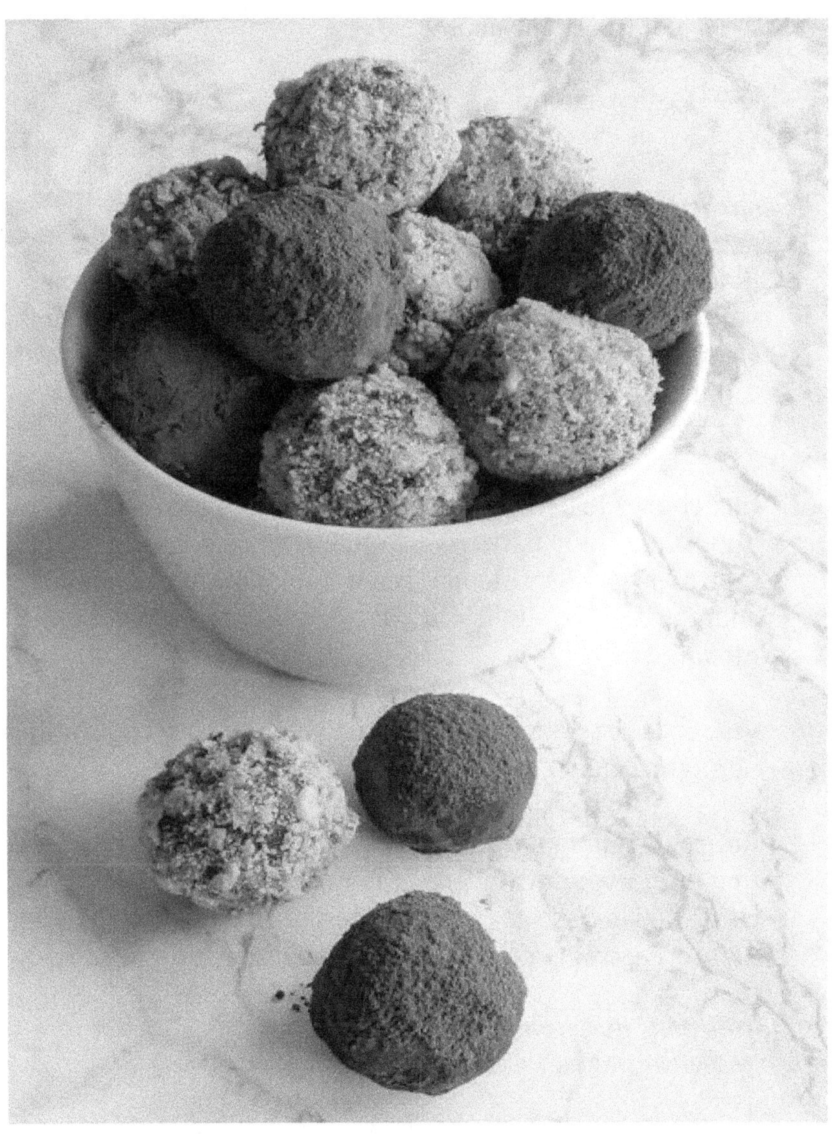

Fudge au chocolat

Rendement : 12 portions

Ingrédients

- 240 ml de crème double
- ½ cuillère d'extrait de vanille
- 45 g de beurre non salé
- 45 g de chocolat noir, haché

Préparation

1. Placez la crème double dans une casserole à fond épais sur un feu moyen élevé. Mélangez l'extrait de vanille à la crème double et portez à ébullition. Baissez le feu. Laissez mijoter en remuant de temps en temps jusqu'à ce que la double crème ait réduit de moitié la quantité initiale.

2. Incorporez le beurre à température ambiante jusqu'à obtention d'une pâte lisse. Retirez la casserole du feu et mettez-la de côté. Incorporez le chocolat dans le mélange chaud jusqu'à ce qu'il soit complètement fondu et bien mélangé.

3. Versez la pâte dans un plateau. Placez-le au réfrigérateur pendant 2 heures.

4. Retirez le plateau du réfrigérateur. Utilisez une passoire fine pour saupoudrer une couche uniforme de poudre de cacao sur le dessus. Coupez le fudge au chocolat en 12 morceaux et servez un morceau comme dessert !

Informations nutritionnelles par portion
12 g de matière grasse ; 1 g de protéines ; 2 g de glucides nets

Bombes de gras aux amandes

Rendement : 12 pièces

Ingrédients

- 6 cuillères de pépites de chocolat noir
- 6 cuillères de beurre d'amande
- 6 cuillères d'huile de noix de coco

Préparation

1. Tapissez un mini moule à muffins de 12 pièces avec du papier.

2. Dans un petit bol allant au micro-ondes, faites fondre les pépites de chocolat à intervalles de 30 secondes. Versez la moitié dans les moules préparés. Laissez refroidir pendant 5 minutes.

3. Dans une petite casserole, combinez le beurre d'amande et l'huile de coco à feu doux. Laissez cuire jusqu'à ce qu'ils soient fondus, en remuant pour bien les mélanger. Versez une quantité égale sur le chocolat dans les moules en papier.

4. Versez uniformément le reste du chocolat sur la garniture au beurre d'amande. Mettez au réfrigérateur pour qu'il se raffermisse, au moins deux heures. À conserver au réfrigérateur.

Informations nutritionnelles par portion

13,4 g de matière grasse ; 2,2 g de protéines ; 3,2 g de glucides nets

Bouchées aux noix de pécan

Rendement : *6 bouchées*

Ingrédients

- 45 g de noix de pécan (plus 6 noix de pécan pour la décoration)
- 1 cuillère d'huile de noix de coco
- 40 g de dattes, dénoyautées
- ½ cuillère de vanille en poudre

Préparation

1. Broyez finement les noix de pécan dans un robot ménager. Faites fondre l'huile de coco dans une petite poêle à feu doux. Ajoutez les dattes, la vanille et l'huile de noix de coco fondue aux noix moulues et mélangez le tout jusqu'à obtenir une belle consistance.

2. Avec les mains, façonnez le mélange de noix en une boule et placez-la sur une feuille de papier sulfurisé. Posez une deuxième feuille de papier sulfurisé sur le dessus et utilisez un rouleau à pâtisserie pour étaler le mélange en un rectangle d'environ 1 cm d'épaisseur. Utilisez un couteau ou un emporte-pièce pour découper ou estamper des carrés d'environ 3 x 3 cm.

3. Placez une noix de pécan sur chaque carré et pressez légèrement. Laisser les bouchées se raffermir au réfrigérateur. Conservez-les dans un récipient jusqu'au moment de les consommer.

Informations nutritionnelles par portion

8 g de matière grasse ; 1 g de protéines ; 5 g de glucides nets

Brownies

Rendement : 16 brownies

Ingrédients

- ¾ tasse d'huile d'avocat
- ¾ tasse d'édulcorant érythritol
- 3 gros œufs
- ½ cuillère d'extrait de vanille
- 50 g de farine d'amande blanchie
- ⅓ tasse de cacao en poudre
- ½ cuillère de levure chimique
- ¼ cuillère de sel
- ½ tasse de noix de Grenoble ou de pacanes crues hachées

Préparation

1- Préchauffez le four à 160 °C et graissez un moule carré.
2- Dans un grand bol, fouettez ensemble l'huile, l'édulcorant, les œufs et l'extrait de vanille.

3- Ajoutez la farine d'amandes, la poudre de cacao, la poudre à pâte, le sel et fouettez jusqu'à homogénéité. Incorporez les noix hachées, le cas échéant.

4- Faites cuire au four pendant 20 minutes ou jusqu'à ce que les bords soient fermes, mais que le centre soit encore un peu mou au toucher. Si vous préférez des brownies plus cuits, faites-les cuire plus longtemps.

5- Retirez du four et laissez refroidir complètement dans la poêle. Coupez ensuite en 16 carrés.

Valeurs nutritionnelles par portion

15,5 g de matière grasse ; 3,2 g de protéines ; 1 g de glucides nets

Mousse d'avocat aux amandes

Rendement : 2 portions

Ingrédients

- 1 avocat mûr, dénoyauté et sans peau
- 2 cuillères de poudre de cacao
- ½ cuillère d'extrait de vanille
- 8 cuillères de lait de coco
- 1 cuillère de pépites de chocolat noir
- 1 cuillère de flocons de noix de coco
- 1 cuillère d'amandes effilées
- Crème fouettée à la noix de coco, pour servir

Préparation

1. Incorporez l'avocat, le cacao en poudre, la vanille et le lait de coco dans le bol d'un robot de cuisine.

2. Pulsez jusqu'à ce que le mélange soit lisse.

3. Répartissez la préparation dans deux petits bols ou pots. Garnissez uniformément avec les pépites de chocolat, les flocons de noix de coco et les amandes. Couvrez avec un film alimentaire et mettez au réfrigérateur pendant au moins 2 heures, jusqu'à ce que le pudding soit pris. Vous pouvez préparer le pudding jusqu'à une journée à l'avance. Garnissez de crème fouettée à la noix de coco avant de servir, si vous en utilisez.

Informations nutritionnelles par portion

37 g de matière grasse ; 263,4 g de protéines ; 9,7 g de glucides nets

Fromage aux fines herbes

Rendement : 2 portions

Ingrédients

- 225 g de fromage à pâte molle
- 2 cuillères d'huile d'olive
- Persil frais, haché
- Zeste de ½ citron
- 1 gousse d'ail hachée
- 4 branches de céleri, rincées et coupées
- Sel et poivre

Préparation

1. Remplacez le persil par des herbes fraîches ou séchées de votre choix, notamment du basilic frais, de l'aneth frais ou de l'origan séché.

2. Placez le fromage dans un bol de taille moyenne. Incorporez le reste des ingrédients, à l'exception des branches de céleri, jusqu'à ce qu'ils soient bien mélangés. Assaisonnez selon votre goût et mélangez encore. Placez le mélange de fromage au réfrigérateur pendant au moins 10 minutes.

3. Servez le fromage aux herbes avec des branches de céleri ou d'autres bâtonnets de légumes à faible teneur en glucides, comme des bâtonnets de concombre ou de poivron.

Informations nutritionnelles par tasse

22 g de matière grasse ; 4 g de protéines ; 5 g de glucides nets

Café Bulletproof

Rendement : *1 tasse*

Ingrédients

- 1 tasse de café chaud
- 1 cuillère de beurre non salé
- 1 cuillère d'huile de noix de coco
- 1 cuillère de crème épaisse

Préparation

Mettez tous les ingrédients dans le récipient d'un mixeur. Mixez à puissance élevée pendant 30 à 60 secondes, jusqu'à ce que le mélange soit mousseux.

Informations nutritionnelles par tasse

30 g de matière grasse ; 0 g de protéines ; 1 g de glucides nets

Truffes à la noix de coco

Rendement : 24 truffes

Ingrédients

- 2 tasses de noix de macadamia non salées et grillées
- ⅔ tasse de noix de coco râpée, non sucrée
- ⅓ tasse d'édulcorant érythritol
- 2 cuillères de collagène en poudre
- 1 cuillère d'huile de noix de coco
- 1 cuillère d'extrait de vanille
- ⅛ cuillère de sel

Préparation

1- Mettez les noix de macadamia et la noix de coco râpées dans un robot culinaire. Malaxez jusqu'à ce que le mélange commence à s'agglutiner en boule.

2- Transférez le mélange de noix dans un grand bol et ajoutez l'édulcorant, le collagène, l'huile de noix de coco fondue, l'extrait de vanille et le sel jusqu'à homogénéité.

3- Répartissez le reste de noix de coco râpée sur une assiette peu profonde. Tapissez une plaque à pâtisserie de papier ciré ou de papier sulfurisé.

4- En travaillant avec environ 1 cuillère à soupe à la fois, pressez le mélange de truffes ensemble dans vos mains pour le compacter, puis roulez-le en boule. Roulez chaque boule dans la noix de coco râpée et déposez-la sur la plaque à pâtisserie tapissée. Réfrigérez jusqu'à ce que le mélange soit ferme, environ 1 heure.

Valeurs nutritionnelles par truffe

20,3 g de matière grasse ; 2,1 g de protéines ; 1,8 g de glucides nets

Mousse au chocolat rafraîchissante

Rendement : 6 portions

Ingrédients

- 15 g de poudre de cacao
- 750 ml de lait de coco (en conserve, non sucré)
- 1 cuillère d'extrait de vanille

Préparation

1. Mettez le lait de coco au réfrigérateur et laissez reposer toute la nuit. La réfrigération sépare le lait en eau de coco et en crème ferme.

2. Utilisez un égouttoir fin pour séparer la crème de coco de l'eau. Mettez la crème de coco de côté dans un bol à mélanger.

3. Ajoutez l'extrait de vanille et le cacao en poudre dans le bol de la crème de coco. Utilisez un batteur à main pour battre les ingrédients jusqu'à ce qu'ils soient bien mélangés.

Informations nutritionnelles par portion

28 g de matière grasse ; 3 g de protéines ; 4 g de glucides nets

Conclusion

En réalité, suivre un régime alimentaire à faible teneur en glucides est assez simple ! Il suffit juste de respecter quelques règles.

Tout d'abord, mangez de la viande, du poisson, des œufs, des légumes sains, des céréales complètes et des graisses naturelles comme le beurre ou l'huile d'olive.

Ensuite, évitez les sucres, les sucres ajoutés, les céréales raffinées et les féculents tels que le pain, les pâtes, le riz blanc et les pommes de terre.

Les noix constituent de parfaits en-cas à faible teneur en glucides car elles contiennent des matières grasses saines, des protéines et d'autres nutriments comme le magnésium, les folates, les fibres, le cuivre, la vitamine E et l'arginine. Ces nutriments jouent tous un rôle important dans la prévention des maladies. Essayez de saupoudrer des noix sur des salades ou des yaourts, ou mettez-les simplement dans votre bouche au lieu de chips ou de crackers riches en glucides.

L'approche à faible teneur en glucides déterminera votre apport nutritionnel à long terme et deviendra un choix naturel, plutôt qu'un régime à court terme dans lequel vous évitez consciemment les mauvais glucides tels que le sucre, la farine blanche, les fast foods, les produits prêts à l'emploi, les pâtisseries trop riches, les produits de boulangerie et autres aliments malsains.

Prenez soin de vous en fournissant à votre corps des aliments sains.

Le succès est le cumul de petits efforts répétés jour après jour !

Conversion des unités de mesure

Conversion de mesure liquide - tasse en millilitre	
1/8 cuilliere à thé =	0.5 ml
1/4 cuilliere à thé =	1.25 ml
1/2 cuilliere à thé =	2.5 ml
1 cuilliere à thé =	5 ml
1 1/2 cuilliere à thé =	7.5 ml
1/4 cuilliere à thé =	4 ml
1/2 cuilliere à thé =	7.5 ml
1 cuilliere à thé =	15 ml
1/8 tasse =	30 ml
1/4 tasse =	60 ml
1/3 tasse =	80 ml
3/8 tasse =	90 ml
1/2 tasse =	125 ml
5/8 tasse =	150 ml
2/3 tasse =	160 ml
3/4 tasse =	180 ml
7/8 tasse =	210 ml
1 tasse =	250 ml
1 1/4 tasse =	300 ml
1 1/2 tasse =	375 ml
1 3/4 tasse =	475 ml
2 tasse =	500 ml
3 tasses =	750 ml
4 tasse =	1000 ml = 1 litre
8 tasse =	2000 ml = 2 litre

Conversion souvent utilisée pour les recettes (Solide)

30 ml de beurre =	1/8 tasse
60 ml de beurre =	1/4 tasse
120 ml de beurre =	1/2 tasse
100 grammes de beurre =	1/4 tasse
200 grammes de beurre =	1/2 tasse
300 grammes de beurre =	3/4 tasse
62 ml de sucre =	1/4 tasse
125 ml de sucre =	1/2 tasse
250 ml de sucre =	1 tasse
40 grammes de sucre =	50 ml
60 grammes de sucre =	75 ml
80 grammes de sucre =	100 ml
250 ml de cassonade =	1 tasses
500 ml de cassonade =	2 tasses
5 ml de poudre a pate =	1 cuillere a the
1/4 tasse de margarine =	50 grammes
1/2 tasse de margarine =	100 grammes
3/4 tasse de margarine =	150 grammes
1 tasse de margarine =	200 grammes
1 cuillère a soupe de beurre =	15 grammes
1/2 tasse de beurre =	100 grammes
1 tasse de beurre =	200 grammes
1/2 tasse de farine =	58 grammes
1 tasse de farine =	115 grammes
2 tasse de farine =	230 grammes
1/2 tasse de sucre a glacer =	75 grammes
1 tasse de sucre a glacer =	150 grammes
1 1/3 tasse de flocon d'avoine =	100 grammes